DE LA GOUTTE,

DE SA NATURE,

DE SON TRAITEMENT RATIONNEL,

PAR LE DOCTEUR

EMILE COURANJOU,

De la Faculté de Paris,

Ex-médecin militaire, médecin à Sancerre (Cher).

Sublatâ causâ tollitur effectus.

L'incurabilité de la goutte est une exception.

EM. COURANJOU,
d. m. p.

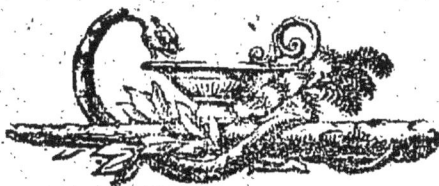

NEVERS,

IMPRIMERIE DE P. BÉGAT, PLACE DE LA MAIRIE.

1865.

DE LA GOUTTE,

DE SA NATURE,

DE SON TRAITEMENT RATIONNEL,

PAR LE DOCTEUR

Émile COURANJOU,

De la Faculté de Paris,

Ex-médecin militaire, médecin à Sancerre (Cher).

Sublatâ causâ tollitur effectus.

———

L'incurabilité de la goutte est une exception.

EM. COURANJOU,
d. m. p.

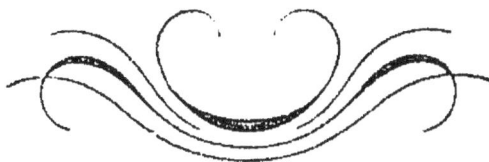

NEVERS,

IMPRIMERIE DE P. BÉGAT, PLACE DE LA MAIRIE.

1865.

C'est pour céder aux sollicitations de quelques-uns de nos malades, que nous publions aujourd'hui le résultat de nos recherches.

Nous nous sommes borné à décrire la goutte dans ses manifestations les plus générales.

Le caractère particulier des symptômes nous a permis de reconnaître la nature intime de la maladie qui nous occupe.

Nous expérimentons depuis quelque temps le traitement que nous prescrivons. Le succès a dépassé nos espérances.

Nous n'avons qu'un but : Nous rendre utile ; désireux de l'atteindre, nous nous féliciterons toujours d'avoir mis nos faibles connaissances à profit pour atténuer les terribles effets de la goutte. — Abandonnée à elle-même, cette maladie ne pardonne jamais.

DE LA NATURE DE LA GOUTTE.

La goutte est une maladie caractérisée par un excès d'acide urique dans l'organisme. Pour bien faire comprendre le sens de cette proposition, il est important d'analyser, un à un, les symptômes particuliers de cette maladie, de les rapprocher des symptômes propres au rhumatisme articulaire avec lequel elle a été longtemps confondue, et nous espérons faire ressortir ainsi le caractère permanent, la nature intime de la goutte.

Dans la description des maladies, il faut, avant tout, ne pas tenir compte de l'individualité ; sans cela chaque malade devrait avoir son historique ; ce travail nous conduirait trop loin. Nous nous occuperons ici de la maladie des goutteux en général.

Le premier symptôme de la goutte, à l'état d'acuité, c'est la douleur. Son lieu d'élection est le plus souvent l'une des articulations du pied, principalement celle du gros orteil. Cette douleur a des caractères distinctifs qu'il est bon de connaître. D'abord elle se déclare presque toujours la nuit ; le malade se trouve tout-à-coup éveillé par un sentiment de constriction qui s'exerce au niveau de l'articulation ; cette impression est diversement appréciée par les goutteux. Les uns la comparent à l'effet que produirait un étau qui étreindrait l'articulation, d'autres à la sensation d'un fer rouge, à celle d'une brûlure, d'une dislocation. Cette douleur a ses moments de rémittence et d'acuité, elle cesse un moment pour reparaître quelques instants après, avec plus ou moins d'intensité. Le moindre mouvement, le simple poids des couvertures, suffisent pour arracher des cris perçants au malade ; sa face devient rouge, vultueuse, les yeux se congestionnent, un tremblement nerveux suit de près ce cortége de phénomènes, puis la douleur s'apaise et le patient se trouve presque toujours inondé d'une sueur abondante qui procure un soulagement momentané. Le gonflement de l'articulation suit de près et quelquefois précède la crise que nous venons de décrire. Le plus souvent la tuméfaction se déclare après la douleur. La peau qui recouvre l'article prend une teinte rouge, violacée, les veines voisines se dilatent, regorgent de sang. Les malades éprouvent des picotements pendant l'intervalle des crises. Après un temps plus ou moins long, il vient se joindre un autre symptôme que nous ne trouvons guère dans les autres maladies ; ce sont des crampes consécutives. Elles se font sentir habituellement au mollet, aux cuisses, aux orteils, aux doigts, quelquefois on les voit se produire dans les muscles de la poitrine et de l'abdomen. Tout cet appareil de douleur a un retentissement marqué dans l'organisme. Le goutteux a de la fièvre, l'appétit se perd, la langue devient pâteuse, il s'accumule une certaine quantité de gaz dans l'estomac, l'épigastre devient douloureux. On observe de la constipation, la sécrétion urinaire est peu abondante. Les urines sont rouges, épaisses, sédimenteuses. Le sommeil devient agité, les malades se réveillent au moindre bruit, enfin l'organisme entier se trouve en souffrance.

Cet état se dissipe peu à peu, le malade reprend ses travaux sans préoccupations, malgré la persistance du gonflement dans l'articulation malade. Nous n'énumérons que les symptômes les plus fréquemment observés.

Nous allons maintenant comparer à ceux de la goutte, les symptômes du rhumatisme articulaire.

Le début du rhumatisme articulaire est presque toujours précédé d'un état particulier qu'on a appelé fièvre rhumatismale. On sait que cette maladie attaque surtout les grandes articulations ; la douleur est constante, elle n'a plus ce caractère de rémittence que nous avons signalé dans la goutte. Habituelle dans la goutte, la tuméfaction ne se remarque pas toujours dans le rhumatisme articulaire, lorsqu'il s'agit d'articulations cachées sous des masses musculaires considérables, comme

dans l'articulation coxo-fémorale. Dans cette dernière maladie la rougeur est d'autant plus intense
que l'articulation est plus superficielle. L'immobilité, ici, atténue l'acuité de la douleur, là elle
n'empêche pas sa production. La tuméfaction a
une tendance métastatique dans le rhumatisme
articulaire qui contraste avec l'opiniâtreté qu'elle
acquiert dans la goutte. Il n'est pas rare en effet
de voir une articulation enflammée, rentrer brus-
quement dans son état normal, laisser parfois
quelques jours de repos aux rhumatisants, jusqu'à
ce qu'une nouvelle articulation, saine antérieure-
ment, hérite de tous les symptômes qui avaient
disparu.

Voici un tableau qui fera mieux saisir les caractères différentiels de chacune de ces maladies :

GOUTTE.	RHUMATISME ARTICULAIRE.
1º Début brusque.	1º Début lent.
2º Douleur vive avec exacerbation fréquente surtout la nuit.	2º Douleur moins vive, constante, se produisant aussi bien la nuit que le jour.
3º Tuméfaction fixée à une ou plusieurs articulations. Pas de tendance au déplacement.	3º Tuméfaction inconstante, tendance au déplacement.

4° Crampes fréquentes.	4° Pas de crampes.
5° Quantité d'urine notablement diminuée.	5° Pas de diminution dans la sécrétion urinaire.

A l'aide de ce tableau, mis à la portée de tout le monde, il est facile de se convaincre que les symptômes du rhumatisme articulaire sont bien distincts de ceux de la goutte. Dans les mouvements provoqués au sein d'une articulation malade, chez un rhumatisant, ou déclare des douleurs intolérables ; ces pauvres malades sont voués à une immobilité absolue. Dans la goutte, il n'en est pas ainsi, parce que l'état de l'articulation n'est plus le même : dans ce dernier cas, il y a ankylose momentané, immobilité mécanique, due à un phénomène que nous connaîtrons plus tard.

La différence de ces deux maladies devient encore beaucoup plus manifeste dans la période prodromale. Tout brusque que peut paraître le début de la goutte, il est pourtant précédé d'un état particulier que les goutteux connaissent. On rencontre tous les jours des malades qui vous disent : Je vais avoir un accès de goutte. Les symptômes que l'on observe alors, n'ont aucun point de contact avec la fièvre rhumatismale.

Ainsi que je l'ai déjà retracé : Si on voulait faire la description complète d'une maladie, il faudrait la dépeindre chez tous les malades et on arriverait ainsi à la rendre peut-être incompréensible. Pour éviter cet écueil, nous restons t ujours dans le cadre des généralités.

ous allons citer une réunion de phénomènes qui sont habituellement les signes précurseurs de l'attaque : Le malade ressent une espèce de malaise général, caractérisé par du dégoût et de l'ennui ; le sommeil, sans être agité, est troublé par quelques rêves qui l'éveillent en sursaut. Comme symptôme fonctionnel, le fait le plus remarquable, c'est la rareté et surtout la clarté, la limpidité des urines. Il est peu de goutteux qui n'aient observé la couleur de leur urine ; elle est rouge le plus souvent ; après un long séjour elle laisse déposer un sédiment semblable à de la brique pilée : ce sédiment constitue la cause première, immédiate de la goutte. C'est l'ennemi que nous voulons combattre et que nous retrouvons dans toutes les parties du corps, c'est la cause de toutes les douleurs, de tous les désordres. C'est l'acide urique.

Toute attaque de goutte, ainsi que nous le disions plus haut, est précédée d'un signe apparent : La limpidité des urines. Arrivé à cette période, l'acide urique s'accumule dans le rein, faute de moyens d'élimination ; lorsqu'il se trouve en quantité considérable, il fait irruption et c'est ce moment qui correspond au commencement de l'attaque. En veut-on une preuve évidente? Nous citerons l'intermittence de la douleur pendant l'accès. Voici l'explication que nous croyons devoir donner à ce sujet : Le rein, surchargé d'acide urique, ne peut l'éliminer complètement, une partie se dépose dans les tubes urinifères sous forme de cristaux et l'autre partie se trouve absorbée par les vaisseaux et lancée dans le torrent circulatoire. L'acide urique, ainsi dissous, rencontre des bases alcalines, la soude surtout, et en raison de l'affinité qu'il a pour cet oxide, l'urate de soude se trouve bientôt formé. Ce sel vient se déposer dans l'articulation, il y arrive peu à peu, et lorsqu'il est en assez grande abondance pour exercer une compression sur les filets nerveux, il déclare les douleurs décrites plus haut. La présence de ces dépôts entrave la circulation autour de l'article ; après un séjour plus ou moins prolongé, il s'en dissout une partie et le soulagement arrive, jusqu'à ce que la nouvelle présence des sels uriques vienne rappeler l'acuité de la douleur. La cause de la douleur ne peut donc être méconnue. On s'explique ainsi la limpidité et la rareté des urines en observant ce qui se passe dans le rein au moment de la crise. La limpidité est due à l'arrêt de l'acide urique dans le rein et la rareté à l'obstacle apporté au passage de l'urine par la présence des cristaux dans les tubes urinifères.

Pour bien faire saisir la nature de la goutte, nous allons revenir sur un symptôme de l'attaque; nous voulons parler des crampes. Ce phénomène est sous la dépendance de la même cause que les précédents. L'analyse chimique qui a fait faire un si grand pas à la pathologie, est venue constater la présence des sels uriques, en quantité, dans les muscles des goutteux. C'est à ce point que l'on observe des goutteux dont les muscles et les aponévrons sont soudés par les cristaux uriques qui se déposent souvent en masse effrayante. Si nous prenions une autre phase de la goutte chronique, il nous serait facile de démontrer que la présence de l'acide urique ou des sels qu'il forme est la seule cause productrice de tous les symptômes observés.

Il est peu de goutteux qui n'aient entendu parler de la goutte remontée. On désigne par cette expression, tout-à-fait imitative, une série de troubles fonctionnels qui ont pour siége le même organe ; le cœur, le poumon, le cerveau sont ceux chez lesquels on observe cette localisation. On n'a pas d'idée du volume que peuvent atteindre les dépôts crétacés qui se forment en ce moment. Vu parfois la courte durée de l'attaque, on est tout surpris de trouver, à l'autopsie, des cristaux d'urate de soude tapissant un organe dans sa plus grande étendue. Ce fait a surtout été constaté par l'examen du cœur des goutteux, cet organe est celui dans lequel on a trouvé les proportions les plus considérables de sels uriques.

Les coliques néphrétiques, si communes dans la goutte, sont sous la dépendance de la même cause génératrice; ces douleurs correspondent au passage d'un calcul dans les urethères.

Nous croyons avoir mis sous les yeux du lecteur, les symptômes les plus manifestes et qui, bien analysés, démontrent clairement que la goutte n'est qu'une manifestation de la diathèse urique.

CONDITIONS DANS LESQUELLES LA GOUTTE SE DÉVELOPPE.

Les causes de la goutte peuvent se diviser en deux catégories : 1° les causes prédisposantes ; 2° les causes occasionnelles.

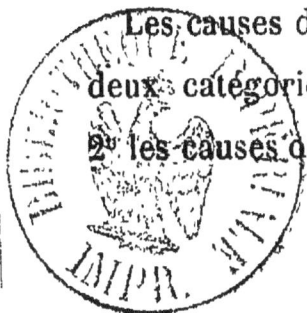

CAUSES PRÉDISPOSANTES.

Jusqu'ici la goutte n'a jamais été observée dans l'enfance. Elle a son maximum de fréquence dans l'âge mûr, elle devient rare dans la vieillesse. Tous les médecins s'accordent à dire que cette maladie est beaucoup plus commune chez l'homme que chez la femme. Certaines saisons prédisposent aux attaques de goutte. Il résulte de nombreuses observations qu'elle apparaît plutôt en automne et au printemps, que pendant les autres saisons. Les climats extrêmes sont peu favorables à son développement. Faut-il attribuer la cause de cette rareté à la manière de vivre un peu particulière des habitants des climats chauds et de ceux des climats froids ? Je suis disposé à le croire ; cependant je ferai observer que la sobriété est aussi commune chez les peuples du Midi qu'elle est rare chez les peuples du Nord, et comme l'intempérance joue un grand rôle dans la production de la goutte, nous devrions la trouver plus fréquente dans les zônes septentrionales. C'est à l'expérience, basée sur de nombreuses recherches, à se prononcer définitivement. Il existe une constitution que l'on pourrait presque appeler goutteuse. Les personnes prédisposées à cette affection ont la tête grosse, la face rouge, le cou court, la peau épaisse, les muscles gros, elles sont douées d'un bon appétit, et ont habituellement une tendance à l'obésité.

On a souvent parlé de l'hérédité, comme cause prédisposante de la goutte. M. Bouchardat, le célèbre professeur de la Faculté de Paris, lui accorde peu de crédit. Il s'explique pourquoi un père goutteux donne souvent naissance à des enfants qui le deviennent aussi. Les enfants élevés par leurs parents, menant le même genre de vie, respirant le même air, vivant de la même nourriture, sont disposés à contracter les mêmes maladies. Le germe se développe sur eux, de la même manière que chez les auteurs de leurs jours.

Les membres d'une même famille ne sont pas

tous dans des conditions sociales identiques ;
aussi a-t-on remarqué que certaines différences,
bien tranchées dans le genre de vie, avaient em-
pêché la goutte de se développer chez des enfants
dont la cause héréditaire n'était pas niable. Souvent on l'observait chez leurs frères qui n'avaient
jamais quitté la maison paternelle.

CAUSES OCCASIONNELLES.

Parmi les causes occasionnelles de la goutte,
nous citerons : 1° le défaut d'exercice ; 2° la
bonne chère ; 3° les refroidissements ; 4° les
préoccupations morales et les travaux de l'esprit.
Avant d'aller plus loin, nous allons entrer dans
quelques considérations générales :

On dit qu'une personne est en état de santé
lorsque toutes ses fonctions s'effectuent d'une
manière régulière. La maladie est caractérisée
par un trouble dans l'équilibre fonctionnel.
Tous nos organes sont solidaires les uns des
autres.

Le défaut d'exercice.

L'exercice est indispensable pour la conservation de l'intégrité de nos organes. Sans lui les digestions sont lentes, laborieuses; l'intestin fonctionne d'une manière irrégulière, la transpiration est entravée, elle devient insuffisante; l'oxygénation des aliments est incomplète, et, par suite du travail de l'assimilation, l'urée se produit en petite quantité et l'acide urique se forme en proportion plus grande.

La bonne chère.

Tous les médecins s'accordent à dire qu'on ne voit de malades atteints de la goutte que parmi les personnes adonnées à la bonne chère. Ce fait n'est pas absolument vrai. Nous avons rencontré dernièrement, dans notre clientèle, une femme âgée de quarante ans et atteinte de la goutte. Cette malade a toujours vécu à la campagne, elle a mené une existence très-régulière, mais peu active. La maladie avait pris naissance chez elle, sans cause appréciable, pour un grand nombre de médecins qui l'ont vue. Nous avons trouvé l'explication de ce cas en nous remettant en mémoire les considérations du chapitre précédent. Cette femme était devenue goutteuse par suite du défaut d'exercice. L'alimentation n'avait joué aucun rôle dans la production de sa maladie. Ne paraît-il pas clair de prime abord que si, à l'aide de l'exercice, tout en vivant selon les préceptes de Brillat-Savarin, on parvient à éliminer les aliments de manière à ce qu'il y ait équilibre entre la recette et la dépense, la goutte ne se déclarera pas? L'acide urique peut être considéré comme un véritable résidu; car, lorsque les pertes de l'économie sont en rapport avec la quantité de matières ingérées, l'élimination de ce produit s'effectue librement. On peut, par conséquent, user de la bonne chère dans de certaines limites. Parmi le grand nombre de goutteux que l'on peut voir, certains ont fait plutôt des excès alcooliques que des abus de bonne chère. Il n'est pas rare de rencontrer de grands buveurs, mangeant très-peu, ét qui pourtant sont atteints de cette cruelle maladie. Les personnes adonnées à l'ivrognerie font en général peu d'exercice, et la goutte trouve dès lors deux sources de développement (1).

Refroidissement.

L'action du froid agit d'une manière bien définie, bien déterminée, je dirai presque mécanique. La coogulation du sang dans les capillaires est son premier effet ; or, le sang est le liquide nutritif des glandes sudoripares, l'arrêt de la circulation cutanée empêche la sueur de se produire, et l'élimination des matières alimentaires se trouve privée d'un organe d'excrétion très-important. La sueur a de plus une composition

(1) L'abus de la bonne chère a pour effet immédiat d'augmenter la sécrétion de l'acide urique ; si cet acide ne trouve pas un écoulement suffisant, il s'accumule et devient favorable au développement de la goutte.

chimique analogue à celle de l'acide urique, considération très-grande. Il est à peu près probable qu'il s'écoule par les pores de la peau une quantité considérable d'acide urique modifié.

L'obstruction des canaux sudorifères, due à un oubli des soins de propreté, entraîne les mêmes conséquences. Tous les médecins savent que la suppression de la sueur est une cause fréquente de maladie, et que parfois elle est le point de départ des affections les plus graves.

Voici un fait d'observation qui m'est personnel. Il n'a peut-être pas sa place dans ce chapitre, mais il servira à démontrer l'importance des fonctions de la peau.

J'étais attaché, comme médecin de l'armée (août 1859), à l'hôpital militaire de Briançon. Nous recevions tous les jours des convois de malades venant d'Italie. La majeure partie de ces hommes entraient à l'hôpital avec des symptômes apparents qui inspiraient une certaine inquiétude. Le nombre de mes malades était considérable, et

je pus observer que le plus grand nombre présen-
taient un ensemble de phénomènes parfaitement
identiques. Je craignis un moment l'arrivée d'une
épidémie. En réfléchissant aux conditions dans
lesquelles s'étaient trouvés des hommes qui
venaient de faire la campagne d'Italie, je crus
trouver la cause des symptômes que j'observais
dans le défaut de fonctionnement de la peau. Je
fis part du résultat de mes recherches à M. Colin,
alors médecin en chef de l'hôpital. Je lui détaillai
un à un tous les motifs qui m'autorisaient à porter
un pareil jugement. Nous fûmes d'un avis una-
nime. Les malades que nous avions sous les yeux
venaient de supporter de longues fatigues, par un
été très-chaud, continuellement environnés de
nuages de poussière. La sueur, qui était si abondante chez eux au commencement de la campagne,
était devenue de plus en plus rare. Leur peau se
trouvait couverte d'un véritable enduit qui empê-
chait le fonctionnement des glandes sudoripares.
A l'aide de quelques bains, le rétablissement de

mes malades devint manifeste et général; mon appréhension, bien légitime, fut dissipée dans quelques jours.

On me passera cette digression, toute déplacée qu'elle peut paraître.

Préoccupations morales. — *Travaux de l'esprit.*

Les préoccupations morales empêchent le fonctionnement régulier du tube digestif. Sous leur influence, les digestions subissent des modifications anormales, et l'acide urique s'accumule en plus grande quantité. Les travaux intellectuels donnent lieu aux mêmes conséquences. Le grand Sydenham eut un violent accès de goutte au moment où il terminait un ouvrage sur cette maladie. Il l'avait prédit.

Les hommes de cabinet figurent dans une proportion très-grande parmi les goutteux.

THÉRAPEUTIQUE DE LA GOUTTE.

Nous diviserons le traitement de la goutte en deux chapitres :

1° Traitement de la goutte aiguë ;

2° Traitement de la goutte chronique.

Avant de nous occuper des moyens de guérir la goutte, il est utile de jeter un coup d'œil sur la composition générale de nos aliments. Les aliments se divisent en plastiques, réparateurs ou azotés, et aliments respiratoires ou non azotés.

Les premiers servent à lutter contre la déperdition continuelle de la substance.

Les deuxièmes ont pour but d'entretenir la chaleur animale.

On distingue dans les aliments azotés : la fibrine, l'albumine et la caséine.

Dans les aliments respiratoires, on distingue :
les graisses, la fécule, le sucre, etc.

Les aliments azotés ou réparateurs, après avoir
été soumis au travail d'une digestion régulière, se
transforment en urée, substance très-soluble, et
que l'on trouve en grande quantité dans l'urine
normale.

Un homme en bonne santé produit de trente à
quarante grammes d'urée par jour, tandis qu'il
perd à peine un gramme d'acide urique.

L'avantage qu'éprouve l'homme à sécréter
plutôt de l'urée que de l'acide urique, se trouve
démontré par le degré de solubilité de ces deux
matières. L'urée est très-soluble dans l'eau, tandis
que l'acide urique ne se dissout que dans mille
parties de ce liquide. Nous ne dirons qu'un mot
de l'effet immédiat des aliments respiratoires sur
l'organisme.

Pendant le travail de la digestion, les fécules se
transforment en sucre ; si cette nourriture est
prise abondamment, et que les moyens d'élimination ne soient pas suffisants, il se déclare une

maladie très-connue de nos jours : le diabète sucré. Les graisses constituent des corps très-riches en hydrogène et en carbone ; aussi servent-elles à entretenir la chaleur dans l'organisme, en raison des phénomènes de combustion qui s'établissent au contact de l'oxygène de l'air.

On sait que les peuples qui habitent les pays froids se nourrissent exclusivement de corps gras.

Les alcools se rapprochent beaucoup des graisses par leur composition chimique. Les abus de ces boissons ont des conséquences funestes pour les gens du Midi, tandis que dans les pays septentrionaux, les habitants supportent, sans en être incommodés, des quantités d'alcool considérables. Après ces quelques données générales, nous revenons au traitement de la goutte.

TRAITEMENT DE LA GOUTTE AIGUE.

Quelques médecins, ne voyant dans la goutte que des phénomènes inflammatoires ayant pour siége certaines articulations, ont voulu traiter cette maladie par les saignées.

Il est difficile de proscrire absolument un pareil moyen, puisque la constitution goutteuse se rapproche beaucoup de l'état pléthorique ; néanmoins on ne peut considérer les évacuations sanguines que comme moyen adjuvant ; leur application assez rare constitue une indication thérapeutique spéciale, le cas sera toujours soumis à la sagacité du médecin.

On a employé les sudorifiques pour combattre les effets de la maladie dont nous nous occupons. Peu éclairés sur la nature de la goutte, grand nombre de praticiens ont redouté l'emploi de ces médicaments.

Nous, qui tenons avant tout à l'équilibre physiologique, nous qui sommes les partisans et les défenseurs de l'harmonie fonctionnelle, nous ne nous expliquons pas cette proscription.

Ne poussons pas les choses trop loin. Ce n'est peut-être pas l'emploi des sudorifiques qui a rebuté les praticiens dont nous parlions tout-àl'heure, ce sont les sudorifiques eux-mêmes. Leur nomenclature est beaucoup plus étendue qu'elle ne devrait l'être. Pour nous, le meilleur sudorifique est encore la chaleur, et dans tous les cas, nous ne donnerons ce titre qu'aux matières qui s'éliminent par la peau, ou à celles qui augmentent la sécrétion des glandes sudoripares. Or les alcalins arrivent ici en première ligne.

En raison de l'entrave apportée aux fonctions de la peau, fait à peu près constant dans la goutte, il est de toute nécessité de stimuler cet organe.

Le colchique a été rangé, à juste titre, parmi les moyens efficaces employés pour combattre la goutte. Ce médicament doit être administré avec les plus grandes précautions ; l'idiosyncrasie joue un grand rôle dans ses effets thérapeutiques, aussi doit-on en user avec beaucoup de discernement. Les plus petites doses ont souvent provoqué des conséquences désastreuses.

Les applications d'eau froide, vantées par quelques auteurs, ont pour nous un inconvénient qui paraît manifeste.

On sait que la goutte a une tendance métastatique (goutte remontée), dont le médecin doit tenir grand compte ; nous avouons franchement que jamais nous n'oserions user de cette médication en songeant aux accidents qui peuvent en résulter.

Le traitement de l'attaque est basé sur une indication immédiate. Il faut agir sur le rein et agir promptement. Nous conseillons, en pareille matière, l'emploi combiné du sulfate de quinine, de la digitale et de la teinture de colchique. Les doses de ces médicaments seront modifiées selon les circonstances.

TRAITEMENT DE LA GOUTTE CHRONIQUE.

Le traitement de la goutte chronique se divise en deux chapitres :

1° Traitement médical.

2° Traitement hygiénique.

TRAITEMENT MÉDICAL.

Nous laisserons de côté tous les moyens empiriques, et nous ne nous occuperons que de ceux qui ont été conseillés par les médecins consciencieux.

Nous ne croyons nullement aux prétendues guérisons héroïques obtenues si facilement. L'action des agents thérapeutiques doit être analysée par le médecin avant d'en prescrire l'usage. Le seul traitement dirigé contre la goutte et qui mérite une certaine attention, c'est l'emploi des eaux de Vichy.

Voici l'extrait d'un mémoire publié en 1844 par M. Rilliet :

Désireux, dit M. Rilliet, de savoir à quoi nous en tenir sur l'efficacité des eaux de Vichy dans la goutte, nous avons profité de notre séjour dans cet établissement pour nous enquérir de l'effet du traitement auprès des malades eux-mêmes ; nous avons, pendant quelques jours, interrogé un

assez grand nombre de goutteux que nous trou-
vions rassemblés chaque matin autour de la fon-
taine des Célestins. La plupart de ces malades
n'étaient pas des nouveaux venus ; ils avaient déjà
passé plusieurs saisons à Vichy, en sorte qu'ils
ont pu nous fournir des renseignements détaillés
et positifs sur l'influence que les eaux avaient eue
sur leur santé. Ils étaient presque tous atteints de
goutte ancienne, intense, remontant à douze,
quinze, dix-huit et même vingt ans. Chez plusieurs
la maladie était héréditaire. Les uns n'avaient pas
fait de traitement avant l'emploi des eaux, tandis
que d'autres avaient épuisé toutes les ressources
de la pharmacie.

Le traitement auquel ils étaient soumis à Vichy
était uniforme, leur régime était en général sévère.
Ils s'abstenaient d'excitants, de vin pur, de café,
de viandes noires. Le matin, de bonne heure, ils
prenaient, de quart d'heure en quart d'heure, un
grand verre de table d'eau de Vichy, ordinaire-
ment de celle des Célestins; puis ils se promenaient
pendant quelques instants. A dix heures ou dans

l'après-midi, ils prenaient, pendant une heure, un bain d'eau minérale pure ou coupée avec un tiers d'eau commune à 25 ou 28 degrés. A deux heures, ils recommençaient à prendre de l'eau en boisson. La dose prescrite était de huit, douze et vingt verres. Quelques malades surpassaient de beaucoup les doses : ainsi, nous en avons vus qui prenaient trente et quarante verres. Un des malades, dont M. Petit a publié l'observation, prenait la dose quotidienne énorme de quatre-vingt-quatre verres. Nous n'avons pas observé que les doses, fortes ou faibles, aient produit des accidents graves. Nous nous sommes spécialement attaché à savoir si les malades ressentaient des douleurs de tête, s'ils avaient habituellement des étourdissements, la vue troublée, des bourdonnements d'oreille, de la congestion faciale ; s'ils étaient assoupis pendant le jour, ou agités pendant la nuit ; s'ils éprouvaient, en un mot, d'une manière incommode, les symptômes que déterminent quelquefois les boissons qui contiennent de l'acide carbonique. Aucun de ceux que nous avons interrogés

n'a accusé d'accidents cérébraux, et ceux qui
avaient déjà fait plusieurs saisons nous ont affirmé
n'avoir jamais rien ressenti de pareil, soit pendant
leur séjour à Vichy, soit dans l'intervalle des saisons qu'ils avaient passées. Nous en exceptons un
malade, qui avait de la céphalalgie et des étourdissements quand il prenait quarante verres
d'eau ; chez quelques goutteux qui faisaient usage
d'une quantité d'eau considérable, il était survenu
du dévoiement, surtout pendant les quinze premiers jours. Mais la liquidité des selles n'était
pas, en général, le résultat d'une irritation ou
d'une hypersécrétion de la membrane muqueuse
intestinale ; elle résultait seulement du passage en
nature de l'eau par le gros intestin. Chez la plupart, les urines augmentaient d'abondance. Cet
effet se manifestait chez plusieurs de ceux qui ne
prenaient pas une quantité d'eau considérable.
Quelques malades éprouvaient des douleurs un
peu plus vives pendant les premiers jours du
traitement. Un grand nombre se félicitaient de ce
que les eaux amélioraient l'état de leurs fonctions

digestives. Leur appétit était plus vif, leur digestion se faisait plus régulièrement.

En résumé, il nous a paru que, chez les goutteux, les eaux de Vichy ne produisent pas des
effets physiologiques qui diffèrent d'une manière
sensible de ceux qu'on peut remarquer chez les
malades atteints d'autres affections, et qu'elles
n'occasionnent pas d'accidents immédiats et
consécutifs. Cette conclusion est conforme aux
faits observés par M. Petit et à l'opinion ex-
primée par les membres de la commission de
l'Académie. Mais de ce que les eaux ne sont pas
nuisibles, il ne s'ensuit pas nécessairement qu'elles
soient utiles. Aussi, devions-nous nous enquérir
avec soin de leur efficacité curative.

Lorsque nous avons dirigé nos interrogations
dans ce sens, nous avons été frappés de l'unifor-
mité des réponses des malades. Presque tous ont
affirmé que, depuis qu'ils prenaient les eaux, les
accès de goutte avaient diminué de fréquence, de
durée et d'intensité.

3

Chez quelques-uns ils avaient été suspendus complètement pendant un ou deux ans, rarement plus ; chez d'autres, les accès qui étaient à peu près périodiques, avaient eu de la tendance à reparaître à l'époque ordinaire, mais ils avaient été à peine sensibles. Nous avons cru voir aussi, d'après l'ensemble des renseignements fournis par les malades que c'était principalement après la première saison que la diminution la plus marquée dans le nombre des accès avait lieu, tandis que c'était sur leur intensité que les saisons subséquentes semblaient surtout agir. Aussi sommes-nous porté à croire que plus on s'éloignera de l'époque où l'on a commencé de mettre en usage le traitement par les eaux de Vichy, plus le nombre des malades de la première série diminuera, et le nombre de ceux de la seconde augmentera. C'est du reste ce qui arrive déjà.

Ainsi, si notre mémoire ne nous trompe pas, plusieurs des malades classés dans le rapport de l'Académie parmi la première série, ont été ramenés à Vichy non pas par reconnaissance, comme on le dit souvent, mais bien par de nouveaux accès. Nous tenons aussi des goutteux, grands partisans du traitement, que, cette année, la goutte a eu plus de tendance à récidiver que les années précédentes.

Cette recrudescence tient-elle aux variations atmosphériques, ou bien à la cause que nous avons indiquée tout à l'heure? Nous penchons fortement pour la dernière opinion. En effet, si l'on parcourt dans le rapport de l'Académie le tableau des dix-neuf malades de la première série, on verra qu'il n'y eu a qu'un seul dont la guérison remonte à six ans. Chez près des deux tiers des autres, la suspension des attaques n'a eu lieu que depuis deux ou trois ans. Il est vrai que le rapporteur de la commission remarque que les eaux de Vichy n'ont commencé à être employées contre la goutte qu'en 1833, et que, par conséquent, la cessation des accès ne peut avoir eu lieu depuis un grand nombre d'années. Tout en reconnaissant la justesse de cette observation, nous n'en persistons pas moins dans notre opi-

nion, et nous pensons que le temps est un élé
ment dont on n'a pas peut-être tenu assez compte
quand on a voulu estimer la valeur d'une mé-
thode capable de réaliser la guérison radicale
d'une maladie aussi inconstante dans sa marche
que la goutte.

Si nous sommes porté à croire que cette guérison est rare et difficile à obtenir, nous sommes
convaincu que les malades ne peuvent retirer que
d'excellents effets de l'emploi sage et modéré
des eaux de Vichy. Nous avons constaté, en effet,
que la plupart d'entre eux éprouvent une diminution notable dans les symptômes locaux de la
maladie; nous n'avons rien à ajouter sur ce point
aux détails contenus dans le rapport de l'Académie.

Les faits dont nous avons été témoins, et la
lecture des observations de Petit, nous portent à
conclure que *les eaux thermales de Vichy sont,
sinon un remède spécifique, au moins un moyen précieux à mettre en usage dans le traitement de la
goutte; qu'elles rendent les accès moins fréquents,*

*moins longs, moins douloureux, et qu'elles tendent
à diminuer et à faire disparaître les accidents locaux
qui en sont la conséquence.*

Les eaux artificielles de Vichy, et beaucoup
d'autres préparations alcalines ont été vantées et
employées tour-à-tour, mais la médication qui a
eu le plus de faveur est encore l'eau naturelle
de Vichy. Vous ne trouverez pas un médecin sur
mille qui ne se croie dans l'absolue nécessité
d'envoyer un goutteux à Vichy. On sait que les
liquides alcalins ont la propriété de dissoudre l'a-
cide urique, ceci explique le soulagement éprouvé
par les malades qui sont allés prendre les eaux de
Vichy. Malgré qu'il existe des préparations artificielles qui dissolvent l'acide urique dans des
proportions dix fois plus grandes, on aime mieux
aller à Vichy. Sans nier l'efficacité des eaux de
Vichy, nous nous permettrons de faire observer
qu'il existe des médicaments beaucoup plus puissants, d'un effet plus certain, et que tous les malades supportent facilement. Le bon côté de
l'emploi de ces médicaments est le suivant ; c'est

que le médecin les a toujours sous la main, tandis que les eaux de Vichy ne peuvent guère s'administrer que pendant la saison chaude. Nous sommes de ceux qui croient à l'efficacité beaucoup plus grande des eaux minérales, lorsqu'elles sont prises sur les lieux.

Ces médicaments sont l'acide benzoïque et les sels qu'il forme avec les bases alcalines. L'expérience a démontré que tel ou tel benzoate agit mieux selon les cas. Cette appréciation est dévolue à la sagacité du médecin.

Voici la manière d'agir des malades qui fréquentent les eaux de Vichy.

Une personne est atteinte de la goutte. — On l'envoie à Vichy. — Elle prend une saison, — vingt-deux jours, je crois. — Puis elle rentre chez elle. Les eaux lui ont fait le plus grand bien, la voilà guérie jusqu'à nouvel ordre. Six mois après, un an, deux ans, peut-être plus, une nouvelle attaque se déclare. Le malade revient aux eaux; un soulagement manifeste se fait sentir, il revient à Vichy l'année suivante, les années se passent ainsi et la goutte persiste.

Les goutteux allègent ainsi le poids de leur fardeau en se débarrassant d'une certaine quantité d'acide urique, puis, rentrés chez eux, ils mènent le même genre de vie que précédemment, C'est là le vrai moyen d'entretenir leur maladie. On ne peut réellement pas s'expliquer une pareille conduite. Comment peut-on se préoccuper si peu d'une affection si terrible, qui peut tuer dans quelques heures? Comment peut-on être aussi peu soucieux de sa santé au point de s'exposer à rester toute sa vie cloué sur un fauteuil, sans pouvoir exécuter le moindre mouvement, au risque de déclarer des douleurs intolérables. Si les exemples manquaient, je comprendrais encore la manière de vivre de ces malades. On comprendrait encore la déplorable philosophie de certaines personnes qui consentiraient à abréger leurs jours, persuadées qu'elles seraient de mener une existence joyeuse; mais la perspective ne peut abuser personne, puisque la maladie dont nous nous occupons se termine toujours d'une manière fatale et rapide, ou bien elle entraîne l'infirmité la plus affreuse que l'on puisse voir. La maladie arrive à un point où les eaux de Vichy, les benzoates et tous les médicaments les plus puissants restent sans effet, et cela pour avoir trop longtemps méconnu les sages préceptes des médecins. En somme, le médecin n'est qu'un donneur de conseils. Sa présence auprès du malade est toute désintéressée ; dès-lors pourquoi ne pas l'écouter ? Peu lui importe la guérison de son malade ; il prescrit, sa conscience est tranquille, et le patient reste quelquefois le juge indéterminé de ses prescriptions.

Nous revenons à notre sujet. L'intensité de la goutte, même sous l'influence des eaux de Vichy, va toujours croissant. A l'époque où on ignorait complétement l'essence même, la nature de cette affection, les eaux alcalines, produisant des effets rapides, ont été vantées outre mesure. Si on eût songé à ce précepte : *Ostendunt medicamenta naturam morborum*, les recherches se seraient produites plus rapidement et en plus grand nombre. Aujourd'hui, le dernier mot a été prononcé.

La goutte n'est qu'une manifestation de la diathèse urique. Les deux indications à remplir deviennent formelles par conséquent. Il faut surtout : 1º faire disparaître l'acide urique, tel est le but du traitement médical, je dis surtout, parce que seul il n'agirait pas suffisamment ; 2º empêcher la nouvelle formation de cet acide. On arrive à ce résultat à l'aide du traitement hygiénique.

Avant d'aller plus loin, nous allons examiner le rapport de M. Rilliet, que nous avons reproduit dans toute son intégrité.

Ce médecin nous assure que les goutteux suivaient à Vichy un régime sévère et que dans l'après-midi ils prenaient un bain d'eau minérale sans mélange, ou mitigé par une certaine quantité d'eau douce. La peau, cet organe d'absorption par excellence, offrait une grande ressource aux malades, et les heureux effets de cette médication se faisaient sentir rapidement. Nous en sommes persuadés, mais avouons que la quantité de cels qui entraient dans l'organisme des malades, était bien considérable.

La sécrétion urinaire augmentait, surtout chez les malades qui ne prenaient pas de trop grandes quantités d'eau minérale, les fonctions digestives des goutteux s'effectuaient mieux, l'appétit était plus vif. Il faut en attribuer la cause première à l'action des eaux, et tenir grand compte des distractions nombreuses qu'offre le séjour de Vichy, circonstance qui réagit puissamment sur le tube digestif, au point de vue fonctionnel.

L'effet des eaux alcalines est parfaitement indiqué dans le rapport que nous analysons. Il découle une conséquence naturelle de leur emploi, c'est le passage de la goutte à l'état latent, lorsqu'elle est peu intense. Nous n'avons qu'une préoccupation, qu'un but, c'est non-seulement de perpétuer cet état latent, mais d'empêcher continuellement la formation de l'acide urique à l'aide de moyens que nous détaillerons dans le chapitre suivant.

Nous terminons ici nos considérations sur le traitement médical en acceptant avec une certaine réserve les conclusions du rapport de M. Rilliet, puisque nous connaissons des médicaments infiniment plus puissants que toutes les sources de Vichy.

Le soulagement rapide qui succède à l'emploi des liquides alcalins engagera les praticiens à les administrer, mais ils ne rempliront pour nous qu'une partie de leur devoir. Nous les renvoyons pour cela aux deux indications que nous avons posées précédemment.

Nous ne pouvons passer sous silence un moyen conseillé par le docteur Buckler, et qui a compté des succès nombreux. Ce médecin a traité un grand nombre de goutteux par le phosphate d'ammoniaque, il s'en est bien trouvé.

L'action de ce médicament a été bien étudiée, puisque le docteur Buckler prétend que les urines devenaient très-claires après quelques jours de traitement. C'est là un fait matériel de la plus grande importance.

TRAITEMENT HYGIÉNIQUE.

Les personnes atteintes de la goutte doivent se soumettre à des règles d'hygiène que l'on peut ramener à trois préceptes généraux :

1° Discrétion dans le manger ;

2° Exercices de corps suffisants ;

4° Tranquillité d'esprit.

Discrétion dans le manger. La discrétion dans le manger peut être pratiquée par tout le monde, elle est pénible pour certaines personnes, aussi les engageons-nous à s'armer de courage, d'entêtement, d'opiniâtreté s'il le faut. Nous allons indiquer sommairement les matières alimentaires qui sont nuisibles aux goutteux.

Les aliments qui facilitent la formation de l'acide urique sont les viandes noires, à cause de la grande quantité d'azote qu'elles renferment; les viandes rouges, mouton, bœuf, prises en grande quantité ou fréquemment, donneraient lieu aux mêmes conséquences. Elles sont cependant moins dangereuses en raison de leur plus grande solubilité dans le suc gastrique. Ces derniers aliments, pris avec modération, se transforment facilement en urée, substance qui s'élimine aisément, ainsi que nous l'avons déjà vu. L'abus seul de ces viandes pourrait être nuisible, dans tous les cas nous conseillons aux malades d'en user rarement.

L'eau rougie, additionnée de bi-carbonate de soude, est la seule boisson de table que nous croyons devoir permettre.

Les légumes devront constituer en grande partie le régime alimentaire des goutteux.

Les fruits très-mûrs, pris en grande quantité, leur feront le plus grand bien ; leur action, légèrement laxative, entretient la liberté de l'intestin et débarrasse l'organisme d'une certaine quantité d'acide urique. Parmi ces fruits nous recommandons surtout les pruneaux et les fraises.

Les alcools sont très-nuisibles, en ce sens qu'ils paralysent l'action de l'estomac, et que l'entrave, apportée à cette fonction, prédispose à la formation de l'acide urique.

Une légère infusion de quinquina, prise le matin à jeûn, produirait le meilleur effet. Le tube digestif, stimulé par l'usage de ce médicament, arrive peu à peu à une activité fonctionnelle, très-utile dans la goutte.

L'emploi modéré de quelques légers purgatifs rendra aussi de grands services.

Nous aurions dû comprendre ces derniers conseils dans le chapitre où nous nous sommes occupés du traitement médical, mais nous avons préféré résumer ici tout ce qui concerne le tube digestif et ses fonctions particulières.

Exercice de corps suffisant. Nous conseillons aux goutteux un exercice modéré, mais suffisant. Goutte bien tracassée est à moitié pansée. L'exercice a pour effet de donner un surcroît d'activité à tous nos organes, il rend les articulations plus souples, il rappelle les fonctions de la peau Je sais bien que certains goutteux sont voués à une immobilité absolue ; à ceux-là je donnerai un conseil qui finira par leur rendre une certaine liberté dans leurs mouvements.

L'exercice sera remplacé dans ce cas par des frictions aromatiqnes, chaudes, sur toute la surface du corps ; ces frictions, aidées du massage, forceront les muscles et les ligaments articulaires à prendre une certaine élasticité ; la peau reprendra ses fonctions, les glandes sudoripares élimineront une partie de l'acide urique, et le malade éprouvera un bien-être indubitable.

Les phénomènes de refroidissement sont fort dangereux pour les goutteux, aussi nous prescrivons l'usage de la flanelle. Son action est des plus salutaires, elle maintient la peau dans une température constante et élevée.

Las bains sont d'une grande ressource dans le traitement de la goutte. Ils assoupissent la peau et lui rendent l'intégrité de ses fonctions. Nous ne saurions trop recommander ce précieux moyen à ceux de nos malades qui peuvent en user.

Tranquillité d'esprit. Ainsi que nous l'avons fait observer dans le chapitre des causes occasionnelles, les préoccupations morales et les travaux de l'esprit, nuisant à la régularité des fonctions digestives, peuvent aggraver l'état des malades ; aussi leur conseillons-nous d'éviter toutes les émotions vives : un accès de colère a été souvent suivi d'une attaque de goutte.

CONSEILS GÉNÉRAUX DONNÉS AUX GOUTTEUX.

Après avoir énuméré et analysé les causes productrices de la goutte, les conseils que nous avons à donner pour se mettre à l'abri de ces causes, peuvent se résumer en peu de mots :

Il faut éviter les phénomènes de refroidissement qui, comme on l'a vu plus haut, sont d'un grand danger. Aussi engageons-nous les goutteux à se couvrir de flanelle : elle a pour effet de maintenir la peau dans une température constante et élevée, elle offre par conséquent un double avantage. D'abord elle met à l'abri des phénomènes de refroidissement et de plus elle provoque des sueurs très-salutaires dans le traitement de la goutte.

Il est encore un moyen hygiénique de la plus haute importance pour les goutteux. Nous voulons parler des bains, non pas des bains médicamenteux, mais des bains simples. Ceux que nous préférerions, ce sont les bains à l'hydrofère, ils ont une action particulière sur la peau. Le bain à l'hydrofère, tout en rendant la peau perméable, lui donne une souplesse que ne lui donnent pas les autres bains.

Ainsi que nous l'avons fait observer dans le chapitre des causes occasionnelles, les préoccupations morales et les travaux de l'esprit, nuisant à la régularité des fonctions digestives, peuvent aggraver l'état des malades; il serait à désirer qu'ils évitassent toutes les émotions vives; nous les engageons en outre à se mettre à couvert des périls de la vie sédentaire, et de ceux plus grands encore qui peuvent résulter de la tension de l'esprit.

La nourriture des goutteux devra être composée de viandes blanches et de légumes, les fruits mûrs seront pour eux d'un grand secours. Nous proscrivons absolument les viandes noires, le gibier de toute sorte. Le mouton et le bœuf peuvent faire partie de l'alimentation des goutteux et encore faut-il qu'ils en usent avec modération. Leur vin devra contenir une assez grande quantité d'eau. Les boissons alcooliques ne devraient jamais paraître sur la table d'un goutteux. L'eau que nous conseillons de boire habituellement devra renfermer six grammes de bi-carbonate de soude par litre.

Les malades se trouveraient très-bien dé prendre, tous les matins à jeûn, un demi-verre de décoction de quinquina. Les toniques ont une action puissante dans le traitement de la goutte.

L'exercice du corps devra être modéré, mais suffisant.

Le traitement médical consistera à prendre tous

les matins des préparations d'acide benzoïque ou de benzoates ; nous faisons prendre ces médicaments sous forme de pilules, leur administration nous paraît ainsi beaucoup moins désagréable.

De grands doutes se sont élevés sur la théorie que nous venons d'émettre ; les médecins se sont partagés en deux camps , mais nous ne sachions pas qu'il soit arrivé des objections sérieuses du côté ennemi. Quoi qu'il en soit, nous avons expérimenté notre traitement, et nous avons en notre possession de nombreuses observations qui témoignent en sa faveur. Nous voulions avant tout soulager des goutteux, et plus tard nous les avons guéris.

Avec la conviction intime que la goutte n'est qu'une manifestation de la diathèse urique , nous croyons pouvoir dire en toute sécurité que : l'*incurabilité de la goutte est une exception*. C'est-à-dire que cette maladie guérit toujours à moins qu'elle ne soit arrivée à cette période où la désorganisation des muscles, des aponévroses et du tissu osseux, est presque complète.

Il est indispensable pour les goutteux de faire analyser leurs urines, une fois par semaine; ils pourront ainsi suivre pas à pas l'efficacité du traitement que nous prescrivons; de plus il peut résulter de cette analyse des indications importantes pour le médecin.

L'analyse chimique des urines démontrera de la manière la plus claire, la plus frappante, la plus convaincante, que la goutte est liée à la présence de l'acide urique dans l'organisme, puisque l'amendement de la maladie est indiqué par la diminution de cet acide.

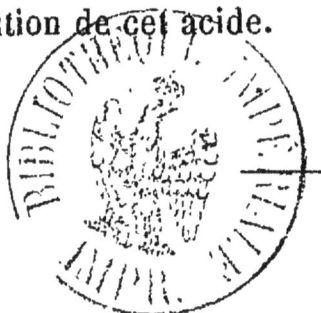

TABLE DES MATIÈRES.

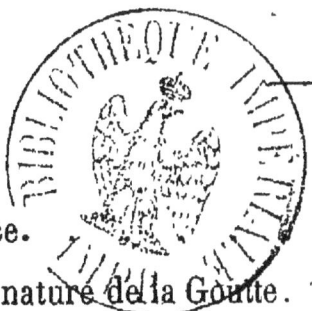

NEVERS, TYP. P. BÉGAT.